AF586838

PROJET

POUR PRÉVENIR

LES DANGERS TRÈS-FRÉQUENS

DES INHUMATIONS

PRÉCIPITÉES;

PRÉSENTÉ A L'ASSEMBLÉE NATIONALE

Par le Comte LÉOPOLD DE BERCHTOLD.

Distribué gratis pour le bien de l'humanité.

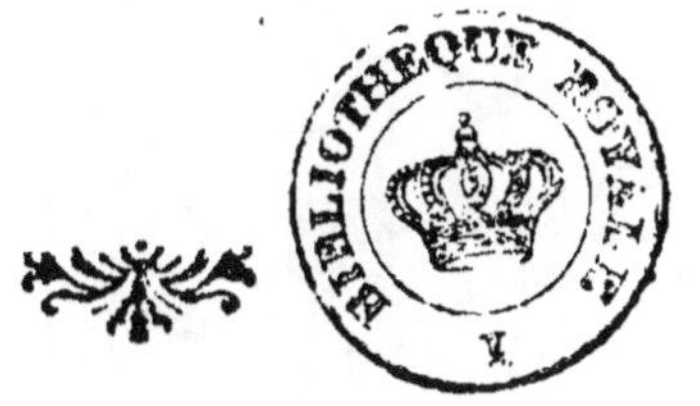

A PARIS,

De l'imprimerie de P. PROVOST, rue Mazarine, N°. 92.

M. DCC. XCI.

LETTRE
A MONSIEUR LE PRÉSIDENT
DE L'ASSEMBLÉE NATIONALE.

MONSIEUR,

LE desir d'être utile à mes semblables ; me détermine à vous communiquer un plan très-important et très-aisé, *pour mettre les habitans de la France et des possessions françaises, outre mer, à l'abri du malheur très-fréquent d'être enterrés vivans.*

J'ai présenté dernièrement, moi-même, ce plan à l'Empereur, et à plusieurs souverains ; ces princes ont été bientôt convaincus de la vérité de ce que j'avançois, et de l'efficacité des moyens proposés, de manière que sous peu, toute l'Allemagne, et la plus grande partie de l'Europe, auront des réglemens pour empêcher les enterremens précipités.

Je vous prie, Monsieur le PRÉSIDENT, de communiquer à l'Assemblée nationale le contenu du *projet* que j'ai l'honneur de vous envoyer, et d'observer qu'on n'aura pas suffisamment pourvu à la sûreté que l'on doit au citoyen, tant qu'on laissera subsister un usage dangereux pour sa vie, et qui l'expose à périr dans la tombe, au milieu des tourmens les plus cruels que l'on puisse imaginer.

En cas que l'exécution de mon plan demande du temps, et que dans les circonstances présentes, on ne puisse pas s'en occuper, il seroit à souhaiter qu'une législature aussi éclairée et aussi pleine d'humanité, daigne *faire incessamment un réglement provisoire, pour empêcher les inhumations précipitées, et qu'elle s'oppose de toutes ses forces, au danger le plus redoutable, qui menace chaque jour tous les habitans de la France.*

Je suis avec respect,

MONSIEUR LE PRÉSIDENT,

Votre très-humble et très-obéissant serviteur,

Le Comte LÉOPOLD DE BERCHTOLD.

PROJET

Pour prévenir les dangers très-fréquens des inhumations précipitées.

MESSIEURS,

J'ose me flatter que dans un moment où l'on s'empresse de découvrir et d'abolir tous les abus nuisibles à la felicité publique, il sera permis à un étranger même, d'exciter l'attention de la législature, sur un objet qui concerne immédiatement tous les habitans de la France et des possessions françaises outre mer.

Je crois devoir vous informer, MESSIEURS, que l'on enterre dans ce royaume et dans les possessions françaises, outre mer, un grand nombre de personnes *qui ne sont mortes qu'en apparence, et dont une grande partie doit nécessairement mourir enragée dans le tombeau. Faute d'un réglement pour s'assurer de la mort réelle des malades, nous sommes tous exposés à ce malheur;* et je défie tout médecin intelligent et de bonne foi, de combattre cette triste vérité. Elle doit faire trembler quiconque a le pouvoir d'empêcher les enterremens précipités, et néglige de s'acquitter de ce devoir important.

Pour justifier les médecins Français, il suffit d'observer qu'en 1742, M. BRUHIER avoit déja donné au public un ouvrage excellent, traduit en allemand, *sur l'incertitude des signes de la mort, et l'abus des enterremens et embeaumemens précipités;* ce livre n'a pas manqué de faire sensation, mais il n'a pas suffi pour forcer un gouvernement insoucieux et impopulaire, à réfléchir sérieusement sur les moyens de mettre les citoyens à l'abri du malheur d'être enterrés vivans.

L'ouvrage de M. JANIN, *sur le triste sort des personnes qui, sous une apparence de mort, ont été enterrées vivantes*, publié en 1772, ainsi que *le mémoire de M.* PINEAU, *sur le danger des inhumations précipitées*, imprimé en 1776, auroient certainement mérité d'attirer l'attention de la police.

En 1787, M. THIERY, médecin consultant du roi, donna une preuve de son zèle philantropique, en publiant un ouvrage intitulé : *la vie de l'homme respectée et défendue dans ses derniers momens, ou instructions sur les soins qu'on doit aux morts et à ceux qui paroissent l'être;* mais cet écrivain généralement applaudi dans les pays étrangers, n'a pas eu non plus la satisfaction de voir paroître un réglement pour préserver ses compatriotes du danger sur lequel il les éclaire.

Les obstacles que les auteurs cités (dont les noms doivent être chers à l'humanité) ont rencontré dans le temps passé, ne m'ont point découragé, bien persuadé que les preuves de mon assertion seront assez fortes pour déterminer l'Assemblée nationale à détruire l'abus funeste que je me suis proposé de combattre.

Quand on considère les circonstances nécessaires pour découvrir qu'une personne a été enterrée vivante, on ne s'étonnera plus que les exemples des inhumations précipitées parviennent si rarement à la connoissance du public ; mais que cela ne vous empêche pas, MESSIEURS, de prendre en considération *les tourmens cruels d'une foule de malheureux qui, depuis tant d'années, périssent chaque jour, par le plus redoutable de tous les genres de mort.*

Les personnes que vous chérissez le plus, vos amis, vos parens, vos enfans, sont-elles exemptes de ce danger général ? N'y êtes-vous pas exposés vous-mêmes, ainsi que tous les étrangers qui séjournent en France ?

Outre la grande quantité d'exemples d'enterremens précipités, que les auteurs déja cités, et sur-tout M. BRUHIER, ont rapportés, *il est évident que dans un pays aussi peuplé que la France, où l'on se contente uniquement des signes trompeurs de la mort, on doit en être trompé très-souvent.*

Avant de prouver l'incertitude des signes ordinaires de la mort, il sera nécessaire de les indiquer.

On croit communément le malade expiré :

1°. Quand on ne sent plus son poulx ni le mouvement de son cœur.

2°. Quand sa respiration ne peut agiter un duvet, ou la flamme d'une chandelle tenue devant sa bouche et ses narines, ou quand son haleine n'obscurcit pas un miroir appliqué de la même manière.

3°. Quand le corps devient tout-à-fait insensible.

4°. Quand tous les mouvemens extérieurs ont cessé.

5°. Quand le corps a perdu sa chaleur extérieure.

6°. Quand les membres sont devenus roides et inflexibles, ou quand la crampe (dont on suppose que le malade a été affligé) a cessé à un tel point que les membres ont repris leur souplesse ordinaire.

7°. Quand la bouche s'ouvre par le relâchement de la mâchoire inférieure, et quand les excrémens sortent du corps.

8°. Quand le sang ne vient pas après la saignée.

9°. Quand les yeux ont perdu leur clarté, et que la prunelle ne se rétrécit pas, lorsqu'on lui présente une lumière.

L'unique signe de la mort qui soit infaillible, est la putréfaction, lorsqu'elle est accompagnée des autres signes ordinaires.

Elle se manifeste sur tout le corps par des taches jaunes, brunes, verdâtres, noirâtres et mêlées de bleu, et en même-temps on sent une odeur cadavéreuse.

Encore faut-il être très-circonspect pour ne pas confondre les signes de la putréfaction avec les taches que l'on observe quelquefois dans les fièvres putrides, qui cependant n'empêchent pas la guérison du malade ; il faut aussi distinguer la puanteur de quelques malades (sur-tout de ceux qui sont mal-propres) de l'odeur cadavéreuse.

Les signes ordinaires de la mort sont *incertains*, et les meilleurs médecins de tous les temps s'en sont méfiés avec beaucoup de raison, car on sait que tous les signes de la sensibilité et du mouvement peuvent disparoître, sans que leur cause soit entièrement détruite.

Le mouvement du poulx peut se perdre, sans que la circulation du sang ait cessé, ou du moins, sans qu'il soit impossible de la rétablir.

Dans certains cas le mouvement du cœur et la respiration s'arrêtent pendant des journées entières, sans que la mort s'ensuive.

La froideur du corps, les yeux sans éclat, et le visage d'hypocrate, sont des signes très-incertains.

On a vu des personnes qui, à leur plaisir, pouvoient pendant quelque temps faire cesser tous les mouvemens de la vie ; elles savoient arrêter le poulx et la respiration, et rendre les membres roides et froids.

M. Jean-Pierre FRANCK, directeur de la faculté de médecine et des hopitaux de la Lombardie Autrichienne, celèbre par son *systême de médecine, relativement à la police*, assure qu'un homme peut vivre avec les signes ordinaires de la mort, et qu'il peut être mort sans que la plupart desdits signes se manifestent.

L'histoire de l'académie royale des sciences, de Paris, nous parle d'une femme dont le poulx ne se fit jamais sentir, pas même dans l'état de la plus parfaite santé, et lorsqu'elle faisoit un exercice violent.

Dans les défaillances histériques on a souvent observé un defaut total de respiration.

L'apoplexie ôte la sensibilité à un tel point que l'on pourroit couper la cuisse à une personne qui en est frappée, sans qu'elle sente cette amputation.

Les personnes qui ont le mal caduc ne sentent rien non plus, pas même le feu.

On a des exemples de femmes histériques qui, quand on les touchoit, étoient aussi froides que le marbre, et que cependant on a rappellées à la vie.

Les personnes, réellement mortes d'un coup d'apoplexie, conservent souvent, fort long-temps, la chaleur naturelle, sans aucun autre signe de vie.

Il n'est pas rare de voir revivre des personnes gelées et toutes roides, même après qu'elles ont resté dans l'eau froide pendant un temps considérable.

Le relâchement de la mâchoire inférieure, ainsi que celui du col de la vessie et du sphincter de l'anus, ne sont pas des signes suffisans pour constater la mort, puisqu'il arrive souvent dans les défaillances légères, que les excrémens sortent involontairement du corps du malade.

Il n'est pas rare non plus de voir couler le sang des vaisseaux d'un cadavre dont on a fait la dissection.

Les personnes étouffées et celles qui ont péri d'une mort prompte et violente, ont souvent les yeux clairs, le troisième jour après leur mort réelle ; quelquefois, ils deviennent même plus clairs que pendant la vie.

Après les observations que je viens de citer, *il est évident que les signes incertains de la mort, auxquels on s'est fié jusqu'à présent, peuvent tromper tous les jours, et que le nombre des personnes enterrées vivantes en France et dans les possessions françoises, outre-mer, doit être considérable.*

PLAN D'UN RÉGLEMENT

Pour empêcher les enterremens précipités, sans exposer le public au moindre inconvénient.

Pour obvier au danger des enterremens précipités, il seroit nécessaire que le *gouvernement*, *la faculté de médecine et les curés* travaillassent de concert.

Le *gouvernement* devroit ;

1°. Faire ériger et meubler *incessamment* dans chaque ancien cimetière des villes et de la campagne, ou sur un autre emplacement exposé à l'air, *des édifices destinés à recevoir tous les corps, pour les y exposer, jusqu'à ce que les signes infaillibles de la mort se manifestent ; et pour y employer, avec ordre et persévérance, tous les remèdes que la médecine et la chirurgie peuvent fournir, pour les rappeller à la vie.*

2°. Etablir dans les villes et les hopitaux de campagne, des *écoles pratiques* pour enseigner aux chirurgiens les differentes manieres de traiter les personnes crues mortes, et transportées à la *maison d'exposition.*

3°. Encourager le public à fonder une *société des amis de l'humanité*, pour seconder les vues bienfaisantes du gouvernement, en faveur des personnes que l'on croit expirées.

4°. Fixer des *récompenses* pour les médecins et les chirurgiens qui auroient les talens et le bonheur de rappeller à la vie un citoyen cru mort.

La *faculté de médecine* seroit chargée;

1°. De publier, aux dépens du gouvernement, une espèce de catéchisme pour le traitement des personnes mortes en apparence.

2°. De nommer des professeurs intelligens et doués de patience, pour enseigner dans les écoles pratiques toutes les methodes de rappeller à la vie les personnes qui paroissent mortes, d'examiner les élèves, et de donner des attestations sans lesquelles les chirurgiens ne devroient pas être employés.

3°. De surveiller à l'exécution des ordonnances faites à l'égard des personnes mortes en apparence.

4°. De revoir les registres mortuaires tenus par les curés.

Les *curés* devroient;

1°. Se procurer des connoissances nécessaires relatives au traitement des personnes crues mortes, pour pouvoir juger si les ordonnances du gouvernement et les réglemens de la faculté de médecine ont été exécutés ponctuellement.

2°. Veiller sur l'exécution desdites ordonnances du gouvernement, et des règlemens de la faculté de médecine.

3°. Tenir les registres mortuaires.

4°. Inculquer à leurs paroissiens les devoirs sacrés qu'ils ont à remplir envers les personnes mortes en apparence.

OBSERVATIONS.

Touchant l'établissement et l'usage des maisons d'exposition.

Je respecte trop le mérite distingué de M. THIERY, pour ne pas avouer que son ouvrage, digne de reconnoissance de la patrie, m'a infiniment aidé à étendre le plan des édifices que j'ai l'honneur de vous communiquer.

Ces édifices devroient être érigés avec beaucoup d'économie et de simplicité, pour épargner des frais qui pourroient être beaucoup mieux employés à fournir les secours nécessaires pour les personnes exposées, et à rendre l'intérieur propre et salubre. On choisiroit d'anciens cimetières où l'on n'enterre plus, ou d'autres emplacemens élevés et sains, qui ne soient pas trop éloignés de la paroisse. L'étendue de ces édifices seroit proportionnée au nombre des habitans de l'endroit ; chaque maison d'exposition consisteroit en quatre chambres spacieuses et assez hautes, dont une serviroit pour l'exposition et le traitement des hommes ; une autre, grillée pour la bienséance, seroit destinée aux femmes ; dans la troisième, qui seroit pourvue d'un double ventilateur, pour dissiper entièrement l'odeur cadavéreuse, on mettroit les personnes réellement mortes ; et le fossoyeur habiteroit la quatrième.

Les chambres auroient des cheminées pour l'hiver, et le service de l'établissement ; l'air seroit continuellement renouvellé par des ventilateurs appliqués aux fenêtres.

Il ne faudroit cependant pas laisser entrer trop de monde à la fois dans les chambres d'exposition, parce qu'en rendant l'air moins salubre, on retarderoit le retour de la vie extérieure de ceux qui sont exposés.

On pourroit placer à l'entrée de la porte une boëte pour recevoir les contributions volontaires.

Les personnes riches, qui peut-être ne voudroient pas être confondues avec les pauvres, pourroient en payant, être exposées et traitées dans une chambre séparée.

OBSERVATIONS

Touchant l'établissement des écoles-pratiques.

L'instruction *pratique* des chirurgiens destinés au traitement des personnes mortes en apparence, est indispensable ; sans cela, il seroit *impossible* d'acquérir l'habileté et les connoissances nécessaires.

Le cours devroit être répété au moins deux fois par an, pour la commodité des elèves, afin que ceux qui n'auroient point assisté au premier, puissent assister au second.

Les objets pour l'instruction pratique ne pourroient jamais manquer, car il ne se passe pas un jour dans les villes, où il n'y ait plusieurs personnes dont la vie extérieure a cessé, et que l'on croit mortes indistinctement.

OBSERVATIONS

Concernant la formation d'une société des amis de l'humanité.

Il seroit à souhaiter qu'il se formât dans chaque ville du royaume une *société des amis de l'humanité*, pour seconder les vues bienfaisantes du gouvernement, en faveur des personnes mortes en apparence, et que Sa Majesté elle-même pût prendre part *à la plus noble de toutes les institutions.*

On pourroit espérer le plus grand succès d'un établissement de cette nature ; ce seroit à cette société d'aiguillonner le zèle des chirurgiens, en donnant des médailles, des instrumens, des livres de chirurgie ou des récompenses pécuniaires, à celui qui auroit rappellé à la vie, un citoyen mort en apparence.

Les récompenses devroient même être augmentées en raison du nombre des personnes que le chirurgien auroit rappellées à la vie.

On étendroit encore beaucoup les connoissances médicales, et on feroit chérir l'institution que je propose, en ayant soin d'informer les citoyens de tous les essais qui auroient réussi, ainsi que des circonstances les plus intéressantes de la maladie de l'asphyxié, des moyens employés pour le rappeller à la vie, etc.

OBSERVATIONS

Touchant les récompenses que le gouvernement devroit donner aux chirurgiens qui se consacreroient à secourir des personnes crues mortes.

La vie d'un seul individu, peut en certains cas être de la plus grande utilité à l'état ; ainsi, la conservation des citoyens est trop intéressante, pour que l'on refuse une récompense à ceux qui auroient montré des talens couronnés par les succès dans l'établissement que nous proposons. C'est pourquoi il faudroit donner une gratification au médecin, ou chirurgien, pour chaque personne rappellée à la vie. Il seroit même sage et juste *que le gouvernement prît soin de l'éducation des enfans et de l'entretien des veuves, des médecins et chi-*

rurgiens qui auroient réussi à rendre à l'état un nombre fixe de personnes mortes en apparence.

OBSERVATIONS

Concernant le catéchisme.

Le *catéchisme* devroit contenir;

1°. Les signes trompeurs, et les signes infaillibles de la mort.

2°. Désigner les maladies et les accidens qui peuvent le plus souvent occasionner une mort apparente.

3°. Indiquer ce qu'il faut faire à l'égard du malade, aussitôt qu'il paroit être expiré, pour ne pas empêcher la possibilité de le rappeller à la vie.

4°. Prescrire les remèdes dont l'efficacité est reconnue dans ces sortes de cas, *avec la distinction la plus parfaite du traitement des malades qui ont trop de sang; et de ceux qui en ont trop peu*, distinction qui, malheureusement pour le genre humain, n'a que trop été négligée dans les ouvrages de médecine.

5°. Prescrire les remèdes et le régime nécessaires à ceux qui ont été rappellés à la vie, pour empêcher qu'ils ne retombent dans l'état d'où l'on vient de les tirer.

OBSERVATIONS

Touchant les registres mortuaires.

Il faudroit insérer dans ces registres le nom de baptême et de famille du mort, son âge, son état, sa demeure; une courte relation faite par le médecin qui a traité le malade, de la véritable cause, et du commencement de la maladie, de son progrès jusqu'à l'agonie, de tous les remèdes administrés pendant la maladie, enfin indiquer le genre, la durée et les suites des moyens avec lesquels on a obtenu le retour à la vie.

Il est inutile de faire l'énumération des avantages qu'il y auroit à espérer pour la conservation des hommes, si l'on exigeoit que les curés donnassent au gouvernement des relations ainsi détaillées de la mort de leurs paroissiens.

OBSERVATIONS

Sur les devoirs envers les personnes mortes en apparence.

Ces devoirs consistent ;

1°. A les traiter comme des personnes très-dangereusement malades, et en conséquence, à ne rien faire de ce qui pourroit empêcher la possibilité de les rappeller à la vie.

2°. A avertir le plutôt possible les personnes destinées à leurs secours, et à faire sur le champ, et avec une persévérance sans bornes, tout ce que la faculté de médecine indiquera.

3°. A attendre les signes infaillibles de la mort, c'est-à-dire *la putréfaction la moins équivoque, même après l'application infructueuse de tous les remèdes de la médecine et de la chirurgie, avant de les enterrer.*

Quand on considère combien de personnes regardées comme mortes, sont victimes chaque jour de notre défaut de précaution, soit parce qu'on les tire de leur lit, et qu'on les expose au froid, soit qu'on les étouffe dans les cercueils, ou qu'on leur bouche les ouvertures naturelles, on sent toute l'utilité des instructions et du plan de l'établissement que je propose (1).

---

(1) Il seroit de la plus grande nécessité de faire aussi un réglement pour la *marine*, afin de s'assurer de la mort véritable des personnes crues expirées.

Il n'est pas rare sur les vaisseaux marchands, de voir jetter à la mer des asphyxiés, aussitôt que la vie extérieure paroît avoir cessé.

Il résulte, MESSIEURS, de ce que j'ai eu l'honneur de vous observer, touchant l'incertitude des signes trompeurs de la mort, que *l'usage de fixer la durée de l'exposition, sans attendre la putréfaction accompagnée des autres signes ordinaires de la mort, doit, en beaucoup de cas, être funeste et meurtrier*; il faudroit donc, pour cela seul, l'abolir, comme un abus très-dangereux pour la société.

PROJET

D'UNE MÉTHODE

SURE ET AISÉE

D'approfondir les véritables causes des maladies des gens de mer, et de trouver la meilleure manière de les guérir, avec des observations sur la nécessité d'admettre l'art de nager, et de plonger dans l'éducation nationale.

PRÉSENTÉ A L'ASSEMBLÉE NATIONALE,

Par le Comte LÉOPOLD DE BERCHTOLD.

A PARIS,

De l'imprimerie de P. PROVOST, rue Mazarine, N°. 93.

M. DCC. XCI.

PROJET

D'une méthode sûre et aisée d'approfondir les véritables causes des maladies des gens de mer, et de trouver la meilleure manière de les guérir.

MESSIEURS,

QUAND on considère de quelle importance il est pour une nation commerçante et une puissance maritime, telle que la France, d'avoir en tout temps un nombre suffisant de bons matelots ; quand on considère aussi combien il faut d'années pour les dresser, pour accoutumer leurs corps aux inconvéniens de tous les climats, aux mauvais temps, à la faim, à la soif, à de longues veilles, à un travail excessivement pénible, etc. on sera convaincu que le gouvernement ne sauroit trop s'intéresser à la conservation d'une classe d'hommes qui exposent continuellement leur santé et leur vie, pour enrichir leurs concitoyens, et pour défendre les intérêts de leur patrie, sans espérance même d'un avancement très-avantageux.

L'exécution du projet dont j'aurai l'honneur de vous parler, MESSIEURS, n'occasionneroit pas la moindre dépense au gouvernement, et seroit le moyen le plus efficace de *conserver la vie à des milliers de gens de mer que la France perd annuellement, faute de rechercher les véritables causes de leurs maladies, ainsi que la meilleure manière de traiter ceux qui en sont attaqués.*

Pour prévenir avec le temps presque toutes les maladies des navigateurs, et pour guérir plus facilement celles qui seroient inévitables, on devroit d'abord être *très-délicat dans le choix des chirurgiens de vaisseaux; et obliger ceux qui seroient à bord des vaisseaux qui vont aux deux Indes ou à la pêche de la baleine, de présenter à leur retour, à la faculté de médecine, des journaux* dans lesquels il faudroit mentionner avec beaucoup d'exactitude :

N°. I.

Les accidens, la cause apparente et le commencement de chaque maladie, son progrès, et tous les remèdes journellement administrés jusqu'au rétablissement ou à la mort des malades.

I I.

Le temps que chaque personne crue morte est restée exposée, avant de la jetter à la mer, les moyens mis en usage pour rappeller l'asphyxié à la vie, et la longueur du temps de l'application de chaque moyen (1).

I I I.

Le changement de l'atmosphère observé avec le secours du baromètre, du thermomètre et de l'hygromètre, avec les variations des vents et du temps, pour juger de la connexion qu'il y a entre l'athmosphère et la manifestation des maladies de l'équipage.

I V.

Les observations touchant l'influence de la construction du vaisseau, des alimens, du vêtement, du repos et de l'exercice, sur la santé de l'équipage.

V.

Les moyens employés pour purifier l'air méphitique de l'intérieur du vaisseau, qui est regardé avec beaucoup de raison, comme la cause d'une foule de maladies.

---

(1) Dans le projet que j'ai pris la liberté de présenter à l'Assemblée nationale, touchant une institution pour *prévenir les dangers très-fréquens des inhumations précipitées*, j'ai prouvé la nécessité d'un réglement pour s'assurer de la mort véritable ; car il n'est pas rare sur les vaisseaux marchands de voir jetter à la mer des asphyxiés aussitôt que la vie extérieure paroît avoir cessé.

V I.

De quelle manière on a entretenu la propreté dans toutes les parties du vaisseau.

V I I.

Quels soins on a pris de la propreté corporelle du matelot.

V I I I.

Les exercices des matelots en temps de calme, où la manœuvre n'exige aucun travail.

I X.

Les moyens d'égayer les matelots chagrinés de quitter leur patrie, et conséquemment encore plus sujets aux maladies que les autres.

X.

Les précautions pour empêcher l'altération de tous les comestibles de l'équipage, ou la corriger, quand ils sont gâtés.

X I.

La matière dont les marmites de cuisine sont faites, et sur-tout les suites fâcheuses des marmites de cuivre, reconnues pour être nuisibles à la santé des navigateurs.

X I I.

Les observations sur les degrés de la contagion, et les précautions prises pour couper la communication dangereuse entre ceux qui ont des maladies contagieuses, et les personnes bien portantes.

X I I I.

L'emploi que l'on fait des lits et des effets qui ont servi aux malades.

X I V.

Les moyens mis en usage pour empêcher les asphyxies occasionnées par l'air méphitique de la pompe, l'ouverture des tonneaux d'eau gâtée, etc.

X V.

Les consultations tenues à bord des vaisseaux où

il y a plusieurs chirurgiens, la décision touchant la manière de traiter les malades, et le succès qu'elle a eu.

XVI.

La distance de la station du vaisseau sur les côtes des pays méridionaux.,

XVII.

Des observations sur tout ce que les chirurgiens ont vu être salutaire ou nuisible à l'équipage, pendant le voyage.

Outre les soins que les chirurgiens devroient avoir d'insérer dans leurs journaux les articles qui m'ont paru les plus intéressans, et auxquels la faculté de médecine pourroit donner une plus grande étendue, il faudroit encore, à la fin de *chaque mois*, faire un *extrait du journal*, pour voir quelle a été la maladie *la plus commune* et *la plus dangereuse*, et le traitement *le plus approprié*.

Il seroit aussi très-intéressant de savoir si les maladies ont attaqué par préférence les vieux matelots ou les jeunes, les anciens ou les nouveaux.

Les chirurgiens qui feroient des observations intéressantes, mériteroient *d'être récompensés généreusement* de la part du gouvernement, et le résultat de leur zèle pour le bien de l'humanité devroit parvenir, le plutôt possible, à la connoissance du public, pour qu'on pût en tirer parti, et pour faire connoître les noms des citoyens qui se rendent utiles à la patrie.

Il n'est pas douteux que des informations sur lesdits objets données à la faculté de médecine, par des chirurgiens bien instruits, ne l'aident à prévenir plusieurs maladies communes aux navigateurs, et à traiter les maladies avec plus de succès qu'on ne l'a fait jusqu'à présent; je crois egalement qu'en diminuant les inconvéniens propres aux voyages de long cours, on excitera un plus grand nombre de savans à se livrer aux entreprises de ce genre, dont les résultats ne pourront qu'augmenter la masse de nos connoissances et la gloire de la nation françoise.

OBSERVATIONS

Sur la nécessité d'admettre l'art de nager, et de plonger dans l'éducation nationale.

MESSIEURS,

Si le gouvernement avoit eu la sagesse de s'instruire exactement, *comme il devoit*, du genre et du nombre des accidens qui dépeuplent annuellement la France, on sauroit combien de *milliers* de citoyens de tous les états sont engloutis, chaque année, dans le sein des eaux ; leur malheur serviroit d'exemple, et l'art de nager et de plonger seroit regardé comme une branche essentielle de l'éducation nationale.

Malgré le peu de zèle que le gouvernement a mis pour connoître les gouffres qui absorbent annuellement une partie de la population de la France, il sera facile de se persuader que le nombre de vos concitoyens noyés mérite la plus grande attention, si vous vous souvenez que les papiers publics annoncent très-souvent des exemples de personnes submergées, et il s'en faut beaucoup que les journalistes nous rendent un compte exact de tous les accidens de cette espèce.

Le nombre seul des personnes noyées, depuis le commencement du siècle, dans la rivière qui traverse cette capitale, est effrayant.

Les relations des voyages constatent que fort souvent, d'un équipage très-nombreux, peu de personnes se sauvent à la nage, parce qu'il n'est que trop vrai que *beaucoup de marins françois ne savent pas nager* : cela prouve donc que cet art si utile aux personnes de tous les états est entièrement négligé dans ce pays-ci, puisque les gens de mer même se dispensent de l'apprendre.

Pour sauver la vie d'une multitude incalculable

d'individus, et pour faire jouir les François des mêmes avantages que l'art de nager avoit anciennement procuré aux Grecs et aux Romains, il seroit nécessaire d'établir *dans tous les ports de mer et dans les villes adjacentes aux grandes rivières, des écoles de natation*, où il y auroit des maîtres expérimentés pour enseigner en même-temps *l'art de plonger*, qui est si essentiel, que *l'on ne peut être bon nageur sans être plongeur.*

Le desir de contribuer à la conservation de la vie de ceux qui, par leur état, sont le plus souvent exposés à la perdre, s'ils ne savent pas bien nager, me dicte un moyen pour le leur faire apprendre en très-peu de temps ; ce seroit d'établir une loi, qui défendroit aux capitaines de vaisseaux d'engager les matelots qui ne sauroient pas nager, et de nommer des *commissaires, devant lesquels les matelots nationaux seroient obligés de nager et plonger, avant de s'embarquer pour la première fois.*

www.ingramcontent.com/pod-product-compliance
Lightning Source LLC
LaVergne TN
LVHW052025160826
845678LV00003B/1214
* 9 7 8 2 3 2 9 6 4 3 0 3 8 *